DE LA PARALYSIE DU NERF RADIAL PAR COMPRESSION TEMPORAIRE

PAR

Le Dr Jules BOYER

MÉDECIN RÉSIDENT A L'ASILE DE CLERMONT (Oise)
ANCIEN INTERNE DE L'HOSPICE GÉNÉRAL DE TOURS
ANCIEN INTERNE DE L'ASILE DES ALIÉNÉS DE SAINT-YON (Seine-Inférieure)

PARIS
IMPRIMERIE MOQUET
11, RUE DES FOSSÉS-SAINT-JACQUES, 11

1883

DE LA

PARALYSIE DU NERF RADIAL

PAR

COMPRESSION TEMPORAIRE

DE LA PARALYSIE DU NERF RADIAL PAR COMPRESSION TEMPORAIRE

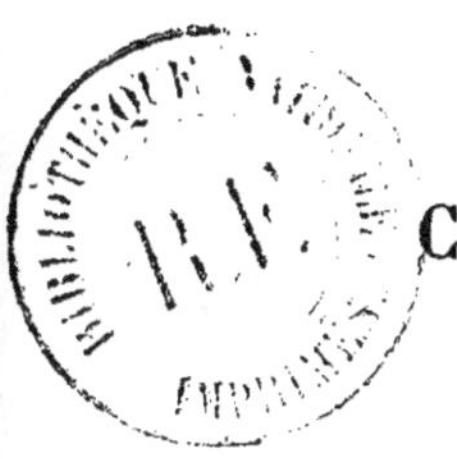

PAR

LE Dr JULES BOYER

MÉDECIN RÉSIDENT A L'ASILE DE CLERMONT (Oise)
ANCIEN INTERNE DE L'HOSPICE GÉNÉRAL DE TOURS
ANCIEN INTERNE DE L'ASILE DES ALIÉNÉS DE SAINT-YON (Seine-Inférieure)

PARIS

IMPRIMERIE MOQUET

11, RUE DES FOSSÉS-SAINT-JACQUES, 11

1883

Nous nous proposons d'étudier la paralysie du nerf radial produite par la compression temporaire de ce nerf :

1° Dès en abordant notre sujet nous serons nécessairement amené, pour en fixer les limites, à exposer la longue controverse qui s'est produite sur la nature de la paralysie radiale idiopathique. Nous passerons en revue les théories avec les objections qu'elles ont soulevées et les arguments sur lesquels elles s'appuient pour mettre en lumière celle qui s'impose définitivement.

2° Nous ne reviendrons guère sur la description des signes de la paralysie radiale qui sont indépendants du mode de production, mais nous signalerons les principales variétés topographiques qu'on en peut rencontrer, avec les causes les plus ordinaires dont relève chacune d'elles.

3° Nous nous attacherons davantage à l'étude des formes

cliniques que peut revêtir cette paralysie au point de vue de sa curabilité, et à la recherche des bases d'appréciation pronostique.

4° L'exposé de certaines difficultés de diagnostic peu connues jusqu'ici sera l'objet d'un dernier chapitre.

I

La paralysie du nerf radial est une affection dont la fréquence ne doit assurément pas avoir beaucoup varié d'une époque à une autre, cependant c'est à une date relativement récente qu'on a commencé à la distinguer d'abord, puis à la décrire.

La première observation un peu complète qu'on en trouve dans les recueils date de 1828, elle appartient à A. Ménard. Dès lors il s'en produisit un assez grand nombre, les descriptions en furent présentées avec plus de précision, et l'analyse des troubles fonctionnels, dans les divers exemples que fournissent les auteurs, répond exactement à l'ensemble des signes que nous attribuons aujourd'hui à cette paralysie.

Mais un fait qui devait naturellement frapper les observateurs, c'était que parmi tous ces cas de paralysie radiale, si quelques-uns étaient liés à des traumatismes divers (plaies, contusions du nerf), un grand nombre survenaient sans cause bien tangible au milieu de circonstances toujours à peu près analogues. Le plus ordinairement c'était un sujet qui s'était endormi au frais, souvent sur un sol humide; pendant la durée de ce sommeil plus ou moins prolongé, il avait eu le bras pris entre le tronc et le sol, ou étendu sous la tête, puis, à son réveil, s'était manifesté une paralysie radiale.

Quelle explication étiologique pouvait convenir aux faits de ce genre?

Les termes de *paralysie idiopathique* qui furent employés par Bouillaud, n'avaient que l'avantage de grouper sous une dénomination commune, une série d'accidents que rapprochaient entre eux l'analogie des conditions étiologiques et la similitude des signes fonctionnels, sans en déterminer la nature.

Ce dernier point appela alors toute l'attention des cliniciens et ce fut Duchenne (de Boulogne) qui ouvrit l'ère d'intéressantes discussions sur la nature de la paralysie radiale dite idiopathique.

Le sujet était encore récemment à l'ordre du jour devant l'Académie de médecine. Nous allons essayer d'exposer avec quelque clarté les phases qu'il a traversées et de dégager de cette longue controverse l'opinion à laquelle on doit définitivement se rattacher et qui semble prévaloir aujourd'hui.

Duchenne (de Boulogne) compléta l'étude clinique de la paralysie radiale en établissant ses caractères distinctifs tirés de l'état de la contractilité électrique des muscles atteints; mais en même temps il s'attacha à démontrer quelle était la cause et la nature de cette variété de paralysie que, en raison de l'apparente spontanéité de son développement, on avait pu qualifier d'idiopathique.

Nous avons dit qu'en analysant les observations, on ne pouvait, en général, y découvrir, parmi les particularités capables d'être invoquées dans l'interprétation étiologique, rien autre chose que l'*action locale du froid* ou l'*attitude du membre*. Duchenne (de Boulogne) après des observations réitérées crut devoir accorder une importance capitale à la première de ces circonstances, le froid, et nous croyons intéressant de reproduire ce qu'il a écrit à ce sujet : « L'espèce de paralysie que je décris est produite, ai-je dit, par l'impression du froid humide, d'un courant d'air, etc., agissant spécialement sur l'avant-bras. Le nombre des faits que j'ai recueillis dépasse aujourd'hui une centaine. Dans presque tous les cas, l'action d'un léger refroidissement sur l'avant-bras a produit immédiatement la paralysie complète du nerf radial, et, chose singulière, presque toujours pendant le sommeil. Il importe donc de savoir comment cette paralysie peut se produire. Des ouvriers se sont endormis par exemple sous un hangar, pour faire leur sieste selon leur habitude générale l'un des bras ordinairement nu, était exposé à un courant d'air, tantôt les bras croisés pendant la station assise, et tantôt l'un de ceux-ci soutenant la tête ou appuyé sur le sol frais ou humide ; ils sont restés dans cette position pendant une heure ou deux. C'est à leur réveil qu'ils se sont vus paralysés de ce bras. J'ai observé plusieurs individus, qui, par un temps chaud, après s'être endormis à l'ombre de la même manière sur l'herbe, avaient gagné immédiatement une paralysie semblable. Il n'est pas moins dangereux de s'endormir les bras nus, hors du lit, et placés sur la tête, car il suffit alors d'un courant d'air arrivant sur un des bras en moiteur pour produire cette même paralysie ; j'en possède plusieurs exemples. En voilà certes assez pour démontrer que la cause de cette espèce de paralysie est occasionnée par l'impression du froid ou d'un courant d'air froid. Je conviens que dans quelques cas, la compression de la partie postérieure de l'avant-bras ou du nerf radial a dû exercer une certaine influence ; mais il me paraît incontestable que dans les nombreux faits cliniques que j'ai observés depuis plus de vingt ans (une centaine environ), l'impression du froid a rempli le principal rôle dans l'étiologie de cette espèce de paralysie(1). »

(1) Duchenne (de Boulogne), *Electrisation localisée* (page 702).

Il considéra donc cette espèce de paralysie comme causée par le froid, agissant spécialement sur le bras, qu'il s'agisse de l'impression d'un courant d'air froid ou du contact du membre avec un sol humide, et il l'appela *paralysie du nerf radial a frigore*.

Son opinion s'appuyait tout entière sur l'observation ; mais nous appelons l'attention sur la dernière phrase de la citation.

Cette opinion ne fut d'abord guère contestée, et, si sous le rapport de la physiologie pathologique, elle était empreinte de quelque obscurité, elle reposait du moins sur des faits cliniques si nombreux et si précis qu'on ne pouvait la rejeter sans avoir à lui opposer d'autres faits soumis à un contrôle non moins rigoureux.

Le professeur Panas frappé précisément de certaines difficultés d'interprétation que soulevait dans l'esprit la théorie de Duchenne, chercha s'il n'y avait pas parmi les circonstances étiologiques de la paralysie radiale quelques conditions efficientes plus en rapport avec les caractères de répartition des troubles fonctionnels. Il s'attacha à découvrir quel pouvait être le rôle de l'attitude du membre dont Duchenne n'avait pas tenu compte, tout en la notant soigneusement dans ses observations, et se livrant à son tour à un examen clinique minutieux, il put appuyer sa manière de voir sur le mode de production de la paralysie par des preuves tirées également d'un grand nombre de faits.

A la citation précédente nous opposerons l'extrait suivant du remarquable mémoire que le Dr Panas présenta à ce sujet à l'Académie de médecine en 1871. « Un fait d'observation constant, c'est que la paralysie en question succède presque toujours au décubitus, ce qui porte à penser que la cause de la paralysie réside dans une compression temporaire du nerf. En interrogeant à ce sujet les malades, on ne tarde pas à reconnaître que le mécanisme est toujours le même: *compression du nerf*; seulement, cette compression est tantôt produite par le plan résistant (lit, table, banc, dossier d'une chaise) sur lequel l'individe s'appuie en dormant, et d'autres fois par la tête de l'individu qui se sert de son bras comme d'un oreiller. Dans le premier cas, le bras se trouve pris entre le tronc et le plan résistant ; dans le second, entre ce même plan et la tête. Dans l'un et l'autre cas, tous les filets sensitifs et moteurs du nerf radial doivent ressentir les effets de la compression, à l'exception de ceux destinés au triceps et du filet cutané collatéral interne, et c'est en effet ce qui a *toujours lieu*.

Ce qui frappe au premier abord, c'est que la paralysie radiale, dont nous nous occupons ici, ne se montre *presque jamais autrement* qu'après un sommeil plus ou moins lourd, comme celui qui succède à *l'ivresse* ou à une *grande fatigue*,

C'est là un fait tellement fréquent que lorsqu'il se présente à nous un individu atteint de paralysie radiale spontanée, non saturnine, nous n'attendons pas qu'il nous raconte lui-même les circonstances avec lesquelles a dû se montrer sa paralysie, mais nous les annonçons d'avance aux assistants, sans crainte d'être démentis par le récit du malade.

Les partisans du rhumatisme ont cherché à expliquer cette action causale du sommeil en disant que la température du corps baissait et qu'il n'était pas étonnant, dès lors, de voir le froid faire sentir son action plus vivement que si l'individu était éveillé. Cette explication tout au plus soutenable lorsque l'individu se trouve couché en plein air par des températures basses ou entre deux airs, ne saurait être d'aucune valeur lorsqu'il s'agit d'individus couchés chaudement dans leur lit et qui se réveillent à leur grand étonnement avec un bras paralysé.

Qu'on ne l'oublie pas, du reste, ce qu'il faut pour provoquer la paralysie en question, ce n'est pas un sommeil ordinaire, mais bien un sommeil lourd et en quelque sorte léthargique, d'où aussi l'influence si commune de l'ivresse ou de la fatigue sur la production de celle-ci. Dans l'hypothèse d'un refroidissement, l'influence de ces deux causes reste inexplicable, tandis qu'il en est autrement en admettant la compression directe des nerfs; la sensibilité nerveuse se trouvant alors fortement émoussée, rien ne sollicite l'individu pris d'un sommeil de plomb de changer de position, et s'il arrive qu'il soit couché de façon à comprimer son nerf radial, il en résultera infailliblement une paralysie avec les caractères que nous lui connaissons.

Ainsi qu'il ressort de nos observations, le bras droit se trouve plus souvent atteint de paralysie que le bras gauche. Ici encore le froid est impuissant à nous expliquer la différence, tandis que cela concorde parfaitement avec cette donnée que les individus se couchent pour dormir plus souvent sur le côté droit que sur le côté gauche, d'où il résulte une compression nerveuse plus commune de ce côté que de l'autre. »

Ainsi le professeur Panas, se fondant aussi sur l'étude d'un grand nombre de cas, répondait aux conclusions de Duchenne par la conclusion suivante : « Dans l'immense majorité des cas, pour ne pas dire toujours, la paralysie idiopathique du nerf radial reconnaît pour cause une compression légère et temporaire du tronc nerveux. »

En présence de deux convictions aussi contradictoires, appuyées toutes deux sur un examen rigoureux des faits, par des observateurs d'une grande autorité, on ne saurait se prononcer. Mais puisque l'étude exclusive des circonstances étiologiques ne nous fournit pas d'argument absolument positif en faveur de l'un ou l'autre mode de production de la paralysie, cherchons quelle est l'interprétation dont s'accommode le mieux la physiologie.

Il y a dans la symptomatologie de la paralysie radiale, dite idiopathique, une particularité bien frappante : c'est la délimitation exacte et constante des troubles fonctionnels à divers groupes musculaires qui sont toujours les mêmes. A une localisation aussi nette de la paralysie doit naturellement répondre une cause aussi invariable dans son mode et son lieu d'action ; bien plus, cette dernière hypothèse fait comprendre la sorte de prédilection de la paralysie, non seulement pour une zône précise de l'innervation radiale, mais pour le nerf radial lui-même alors que les autres nerfs du bras sont si rarement atteints.

Ce furent ces considérations qui conduisirent le professeur Panas à émettre une opinion nouvelle sur le mode de production de la paralysie radiale idiopathique. Avec une logique irréfutable, il a montré qu'un type aussi uniforme de paralysie périphérique était le résultat d'une cause agissant sur un point invariablement le même du tronc nerveux, que ce point était compris entre le lieu d'émergence des filets du triceps brachial et ceux du long supinateur, et que l'analyse des observations confirmait ces deux dernières assertions en nous apprenant que la paralysie succédait toujours à certaines attitudes spéciales du bras qui amenaient la compression du nerf. Nous ne reproduirons pas ici les faits probants et nombreux qu'il présente à l'appui de sa théorie, nous renvoyons à son mémoire bien connu et nous passons à l'examen de l'opinion de Duchenne (de Boulogne).

Le travail du Dr Panas ne fut pas en effet sans soulever bon nombre de dénégations et il y a fort peu de temps que ses idées commencent à prévaloir sur la croyance jusqu'ici répandue.

Le rôle étiologique du froid étant admis, une foule de questions surgissent au sujet de l'interprétation pathogénique.

On peut se demander avec Panas comment il se fait que la paralysie du nerf radial s'observe journellement alors que celle des autres nerfs du bras est excessivement rare.

La situation superficielle du radial ne l'explique pas, puisque le nerf cubital qui au niveau du coude est tout à fait sous-cutané ne se paralyse pas par le refroidissement.

Enfin, comme le remarque encore Panas, cette fixité des troubles moteurs contraste absolument avec tout ce que nous savons sur la mobilité du siège et de l'étendue des lésions nerveuses qui reconnaissent le froid pour cause. Il est vrai que Duchenne (de Boulogne) admet que, en raison de cette régularité des effets, le froid ne peut agir périphériquement sur les muscles, et que, par conséquent, c'est le tronc même du radial qui est en cause. Mais alors ce savant si rigoureux d'ordinaire est conduit à une interprétation pathogénique qui laisse largement prise aux adversaires de sa théorie. Déjà il a placé le nerf radial dans des conditions exceptionnelles par rapport aux autres nerfs du bras, il va encore lui attribuer des propriétés pathologiques spéciales sous l'influence du refroidissement, car en traitant des paralysies *a frigore* en général il dit avoir vu : « l'impression du froid continu produire une paralysie consécutive à une névrite, ou une paralysie d'emblée des nerfs, *ordinairement du nerf radial.* »

Il faut bien avouer qu'il y a quelque obscurité dans cette manière de voir et on a peine à comprendre comment le premier effet du froid est ici une paralysie, tandis que pour les autres nerfs mixtes c'est la névralgie. Un rapprochement qui vient naturellement à l'esprit est celui qu'on peut faire avec le nerf sciatique : le sciatique et le radial offrent entre eux quelque analogie, l'un et l'autre sont des nerfs mixtes, constitués sur un assez long parcours par un tronc volumineux, ayant en plusieurs points un trajet superficiel. D'autre part l'influence du froid sur le sciatique n'est mise en doute par personne. C'est même souvent dans des conditions très analogues à celles où se produit la paralysie radiale dite *a frigore*, c'est-à-dire à la suite d'un décubitus prolongé sur le sol humide ou de l'impression d'air froid que surviennent des accidents du côté du sciatique. Comment expliquer que la forme habituelle que prennent ceux-ci étant la névralgie, le nerf radial dans des circonstances identiques soit au contraire atteint d'emblée de paralysie, sans le moindre phénomène douloureux, car Duchenne (de Boulogne) dit lui-même : « La paralysie *a frigore* du nerf radial est par elle-même indolente. » Enfin nous ferons remarquer que l'hypothèse de l'action locale du froid produisant dans le nerf une lésion qui serait « une hyperhémie congestive de nature irritative » se trouve infirmée par des faits expérimentaux.

Des recherches faites par Romberg, par Weir Mitchell ont montré que l'action locale du froid sur les troncs nerveux produisait de la douleur, des troubles sensitifs, mais difficilement de la paralysie.

Malgré les graves objections que soulevait comme on le voit l'existence de la paralysie radiale *a frigore*, le mémoire de Panas provoqua un certain nombre de travaux où ses conclusions furent combattues. Le professeur Vulpian, dans une communication à la Société de biologie 1873 donna une nouvelle interprétation physiologique de la paralysie *a frigore* et il inspira plusieurs thèses(thèse de Chapoy, 1874; thèse de Vicente, 1876) où sa manière de voir fut développée contre celle de Panas. La conception physiologique de la paralysie radiale *a frigore* que Vulpian énonça dans sa communication reposait sur certains phénomènes électriques qu'il fut amené à constater en étudiant un malade de son service. Nous résumons ici les points importants de son observation à laquelle il sera facile de se reporter.

« Un homme de 43 ans s'était endormi dans une chambre très froide et humide, couché sur le côté droit, le bras hors du lit, l'avant-bras en pronation, la manche de chemise relevée sur le coude, la tête appuyée sur la partie externe du bras. Il se réveilla dans cette position le lendemain avec engourdissement et fourmillements dans l'avant-bras et la main droite, et dans l'impossibilité complète de relever son poignet et d'étendre ses doigts. A son entrée à l'hôpital, on constata que la sensibilité était à peu près conservée dans la peau de l'avant-bras et de la main, qu'il y avait une paralysie bien nette du nerf radial, et que la contractilité faradique des muscles atteints n'avait pas diminué d'une façon bien appréciable ; on l'électrisa de la même manière pendant cinq semaines sans une grande amélioration. Au bout de ce temps, on constata que l'électrisation du nerf radial au bras n'avait aucune action sur les muscles extenseurs, contrairement à ce qui avait lieu du côté sain, tandis que les muscles avaient conservé leur contractilité électrique à peu près intacte. Deux mois après le début, il y avait seulement une légère amélioration. »

La persistance de la contractilité électrique des muscles écartait pour Vulpian l'idée d'une paralysie de nature traumatique, bien qu'il semblât y avoir eu compression du nerf radial, parce que c'était pour lui un phénomène qu'on n'observait pas à la suite de la paralysie d'un nerf par compression, et comme Duchenne (de Boulogne) qui vit le malade, il ne douta pas que le froid en fût la cause.

Malgré l'absence de réaction des muscles à l'excitation électrique de leurs nerfs, Vulpian pensait que la conductibilité et l'excitabilité motrice du nerf étaient restées intactes. La sensibilité était conservée dans toute la région desservie par ce nerf et l'électrisation du radial droit dans tous les points de sa longueur, provoquait une aussi vive douleur que celle du radial gauche; or, il n'admettait pas qu'une cause qui aurait fait perdre aux fibres motrices du nerf radial dans un certain trajet leur conductibilité et leur motricité, eût pu respecter la conductibilité et l'excitabilité des fibres sensitives de ce même nerf dans la même région ; d'où il déduisait que les deux ordres de fibres avaient conservé également leur conductibilité et leur excitabilité. Ce physiologiste fut ainsi conduit à penser que la paralysie du nerf radial tenait dans ce cas à une modification qui s'était faite au niveau des points où les fibres nerveuses motrices entrent en connexion intime avec les faisceaux primitifs des muscles extenseurs de la main, et que cette modification devait être plus ou moins analogue à celle qui existe chez les animaux que l'on a soumis à l'action du curare.

Dans ce cas, Claude Bernard a en effet montré que les nerfs moteurs ont conservé leur excitabilité, les muscles leur contractilité, et cependant l'électrisation des nerfs moteurs ne produit pas de contraction dans les muscles animés par ces nerfs.

Le professeur Vulpian, convaincu de l'origine *a frigore* de la paralysie radiale, en trouva l'interprétation pathogénique dans ses recherches, et émit la supposition d'une action spéciale du froid sur les extrémités périphériques du nerf paralysé.

Cette interprétation plus scientifique que celle adoptée par Duchenne (de Boulogne) n'échappait cependant pas à un gros argument, celui que Panas avait si rigoureusement opposé aux adversaires de sa théorie ; elle était bien difficile à concilier avec la systématisation de la paralysie.

La même réponse peut être faite à l'explication de Brown-Séquard qui voit là une impression sensitive réflexe dont le point de départ serait la peau frappée par le froid, cette impression transmise par le nerf radial irait se répercuter sur ce nerf même en paralysant sa puissance motrice.

Nous voyons que les diverses théories pathogéniques présentées sur la paralysie radiale *a frigore* sont passibles de sévères objections et que celles-là du moins s'accommodent bien peu aux faits cliniques.

Ce qui frappe au contraire dans la théorie du professeur

Panas, c'est qu'elle explique merveilleusement la délimitation si uniforme des troubles fonctionnels. Qu'avait-on donc à lui reprocher? C'est que la paralysie radiale idiopathique a pour caractère la conservation de la contractilité électrique des muscles atteints. Or, Duchenne (de Boulogne) avait enseigné que, dans les paralysies traumatiques des nerfs mixtes, quand on soumet les muscles paralysés à la faradisation localisée, on constate la diminution ou la perte de la contractilité et de la sensibilité électro-musculaire ; c'était pour lui un caractère différentiel entre la paralysie traumatique et la paralysie rhumatismale des nerfs dans laquelle cette contractilité était toujours normale.

Il y aurait évidemment eu là une objection sérieuse à la théorie de la compression, si l'assertion de Duchenne (de Boulogne) n'avait été trop absolue. Cet auteur prouve d'ailleurs que sa formule d'électro-diagnostic est trop exclusive quand il écrit lui-même après avoir exposé les caractères propres aux paralysies traumatiques : « Il est cependant des paralysies traumatiques, périphériques, dans lesquelles la contractilité électro-musculaire est intacte, par exemple les paralysies par compression des membres. » Ce qui démontre encore l'exagération de sa proposition, ce sont diverses observations qu'il rapporte parmi lesquelles nous citerons l'observation XXIX d'une paralysie radiale par compression dans une attitude fausse avec intégrité de la contractilité électro-musculaire.

Pour établir la valeur de l'objection, il suffisait au surplus de s'assurer si dans des cas de paralysie d'origine indubitablement mécanique la contractilité électro-musculaire était toujours éteinte. C'est ce qu'a fait le professeur Panas, il cite six cas tout à fait démonstratifs, dont deux appartiennent à Duchenne (de Boulogne), dans lesquels cette propriété était entièrement intacte. Des faits analogues se trouvent d'ailleurs partout. Dès lors la conclusion du mémoire de Panas devient de tous points acceptable : *la paralysie idiopathique du nerf radial reconnaît pour cause une compression légère et temporaire du tronc nerveux.*

Une récente communication du professeur Vulpian à l'Académie de médecine, vient de consacrer définitivement cette manière de voir. Cet auteur ayant eu l'occasion d'observer un fait de paralysie dû à la compression des nerfs brachiaux par des béquilles, put constater que la plupart des muscles paralysés avaient conservé la contractilité farado-musculaire, tandis que la faradisation directe des nerfs radiaux était absolument négative. Dans ce cas de paralysie, liée à une compression, les résultats fournis par l'électrisation des muscles et des nerfs étaient donc absolument identiques à ceux qu'il donnait en 1873 comme des caractères propres à la paralysie *a frigore*; aussi a-t-il déclaré se ranger sans hésitation à l'opinion du professeur Panas.

Dans cet intéressant travail, il revient sur la question de

physiologie pathologique qu'il avait abordée dans le précédent mémoire. L'entière intégrité de la sensibilité à la suite d'une compression, qui, chez la malade, avait atteint presque tous les nerfs brachiaux, et la persistance des phénomènes vaso-moteurs montraient que les fibres nerveuses sensitives et vaso-motrices avaient conservé leur propriété de conductibilité, or il est difficile d'admettre que les fibres motrices aient été atteintes pendant que les autres ont échappé à la pression. D'où il déduit, comme par le passé, que si les fibres nerveuses motrices sont paralysées et non les autres, cela tient à une modification qui a dû se faire au niveau des terminaisons intra-musculaires de ces fibres, modifications que l'on peut comparer à celles que produit le curare dans les points où les extrémités des fibres motrices se mettent en rapport avec la substance propre des faisceaux musculaires striés.

En résumé, Vulpian accepte pleinement l'étiologie mécanique de la paralysie radiale idiopathique, en maintenant sa première hypothèse sur la physiologie pathologique, ce qu'il exprime dans les termes suivants :

« La compression prolongée des nerfs peut produire une paralysie de ces nerfs, caractérisée par une interruption passagère, mais plus ou moins durable de la transmission des excitations des fibres nerveuses motrices aux faisceaux musculaires striés, bien que ces deux sortes d'éléments anatomiques aient conservé leur propriété physiologique. »

Nous nous sommes efforcé par un exposé des faits cliniques, par un examen des théories étiologiques et par une analyse critique des interprétations physiologiques que soulevait chacune de ces théories de donner un certain relief aux raisons pour lesquelles la paralysie dite idiopathique du nerf radial, qualifiée de paralysie rhumatismale ou *a frigore* par Duchenne (de Boulogne), doit prendre place dans le groupe des paralysies par compression. Mais ce n'est pas dire que toutes les paralysies radiales de cette nature doivent être confondues en masse, bien qu'elles se rapprochent par leur mode de production, il y a dans le point d'application la durée et le degré d'action de l'agent producteur, des variations qui entraînent dans la symptomatologie, la marche et le pronostic des accidents, certaines particularités que nous voulons encore faire ressortir.

Rappelons d'abord que nous n'avons en vue dans cette thèse que la paralysie radiale par *compression temporaire*; nous laisserons de côté toutes les paralysies dépendant d'une compression permanente chronique; celles qui, par exemple, sont produites par l'évolution d'un cal osseux, le développement d'une tumeur, etc., et qui en raison de la permanence de la cause possèdent une marche, un pronostic et un traitement spécial.

L'acte mécanique qui vient altérer le nerf radial dans ses propriétés physiologiques et quelquefois dans sa constitution anatomique, peut s'exercer *sur différents points du trajet nerveux*. *L'agent en est variable*, c'est tantôt une partie du corps lui-même qui, dans une certaine attitude vient agir sur le nerf, tantôt un instrument quelconque prenant appui à son niveau. Enfin, quel que soit son point d'application ou sa nature, cet agent exerce sur le cordon nerveux une pression *plus ou moins prolongée mais temporaire*, *plus ou moins énergique mais lente*. Ce sont toutes ces conditions étiologiques que nous allons étudier maintenant dans leurs conséquences cliniques.

II

Le nerf radial, à son point de départ, est situé dans l'aisselle, en avant des tendons du grand dorsal et du grand rond, qu'il croise perpendiculairement ; il longe l'extrémité supérieure de l'humérus; se déviant bientôt il se porte en bas, en arrière et en dehors entre le vaste-interne et la portion moyenne du triceps dans la gouttière de torsion de l'os, parvient à l'extrémité inférieure de cette gouttière et poursuivant son trajet spiroïde apparaît sur le bord externe de l'humérus; il descend ensuite verticalement entre le long supinateur et le brachial antérieur jusqu'au devant de l'articulation radio-humérale où il se bifurque. Sa branche terminale postérieure ou musculaire se dirige en bas, en dehors et en arrière, décrivant une demi-spirale autour de l'extrémité supérieure du radius, et contenue dans l'épaisseur du court supinateur.

Un premier groupe de rameaux destinés aux trois portions du triceps et à l'anconé naissent au voisinage du point où il s'engage dans la gouttière de torsion; un deuxième groupe de rameaux naissent au-dessus de l'articulation du coude, de la portion verticale du tronc radial pour le long supinateur et le premier radial dans lesquels ils plongent après un court trajet et de la branche musculaire à son origine pour le deuxième radial; en traversant le court supinateur cette branche donne au muscle plusieurs rameaux.

D'après ces données anatomiques on voit que suivant le point qui sera atteint par la compression, la paralysie radiale présentera une distribution variable : *dans l'aisselle*, elle produira une paralysie totale; *au bras*, au-dessous de la gouttière humérale, elle produira une paralysie partielle; si elle s'exerçait plus bas, à l'*avant-bras*, après la naissance du deuxième groupe de filets nerveux, la paralysie serait encore plus limitée. Remarquons d'ailleurs que les rapports du radial, sur tout son parcours, avec le squelette osseux, favorisent ces diverses localisations de la compression que nous trouvons réalisées en clinique.

I. La paralysie totale du nerf radial est le résultat d'une cause mécanique agissant sur le nerf au niveau de l'aisselle, le type le plus commun de cette variété est la paralysie consécutive à l'usage des béquilles. Nous ne voulons pas reproduire ici les symptômes qui la caractérisent, les cas de ce genre ont été bien étudiés dans la thèse de Laféron (1868) et un grand nombre ont été signalés depuis; notons seulement que souvent d'autres branches du plexus brachial sont atteintes en même temps.

II. Les compressions temporaires du nerf au niveau du bras produisent des paralysies partielles, ce sont celles qu'on observe le plus communément. C'est dans ce groupe que se range la paralysie rhumatismale de Duchenne (de Boulogne), cette dernière en est le type le plus vulgaire ; cet auteur en a trop bien décrit les caractères cliniques et le professeur Panas en a trop bien exposé le mode de production pour que nous nous arrêtions à l'étude des symptômes et des causes de cette affection.

Il y a cependant un point d'étiologie sur lequel il faut avec Panas appeler l'attention : à côté des conditions mécaniques d'attitude, il y a des conditions physiologiques générales qui paraissent éminemment favorables à la compression nerveuse, c'est l'état de sommeil profond engendré par l'ivresse ou la grande fatigue qui précède presque constamment l'apparition des accidents. Weir Mitchell reconnaît également cette influence à laquelle il ajoute celle de l'anémie, du tempérament débilité.

La même variété de paralysie partielle peut se développer par d'autres causes que le décubitus ; les paralysies professionnelles des porteurs d'eau de Rennes étudiées par Bachon, ne diffèrent des précédentes que par l'agent de la compression.

III. Il y a une variété de paralysie partielle à laquelle nous allons plus particulièrement nous intéresser, malgré son peu de fréquence, parce qu'elle n'est pas signalée dans les ouvrages.

Théoriquement, il est aisé de concevoir que le nerf radial puisse être comprimé au niveau de sa branche musculaire terminale, dans le point où celle-ci contourne l'extrémité supérieure du radius ; il en résultera naturellement une paralysie qui offrira une délimitation spéciale puisque les rameaux d'innervation du long supinateur et des radiaux se sont détachés au-dessus de cet endroit. Ce cas s'est trouvé réalisé chez un malade que nous avons eu l'occasion de voir, il y a quelques années et dont voici l'observation.

(Observation personnelle).

« Un homme de 35 ans, exerçant le métier de manœuvre, entre au mois d'avril 1880 dans le service du docteur Delpech, à Necker. Il présente une paralysie des muscles de la région postérieure de l'avant-bras gauche, les doigts sont nfléchis etne peuvent être redressés, le serrement de la main est très affaibli ; le poignet est tombant mais il peut être volontairement relevé un peu en même temps qu'il est porté dans l'abduction ; les mouvements de supination ne sont pas tout à fait abolis ; quand l'avant-bras est fléchi sur le bras et que le malade résiste aux tentatives d'extension on sent le long supinateur se durcir manifestement sous le doigt. Cette paralysie s'est développée dans les conditions suivantes : cet homme, qui n'est pas un saturnin, était très fatigué et par une forte chaleur s'est endormi la veille dans l'après midi ; il était couché à terre, le ventre sur le sol, le bras étendu, l'avant-bras fléchi et en pronation, la tête reposant sur la région externe de l'avant-bras au-dessous du coude. Il s'est réveillé dans cette attitude, le membre un peu engourdi avec une grande faiblesse dans le poignet et la main ; la paralysie s'étant établie définitivement il est entré à l'hôpital. Promptement. les accidents ont rétrocédé et au bout de quelques jours sans traitement le malade est sorti à peu près guéri. »

Cette paralysie qui au premier abord nous parut singulière à cause de sa répartition devint facile à interpréter d'après les renseignements précis que nous donna le malade. La compression avait manifestement eu lieu au-dessous de l'origine des filets du long supinateur et des radiaux qui par suite étaient restés indemnes ; elle avait été produite par le poids de la tête agissant sur la branche musculaire au point où elle contourne l'extrémité supérieure du radius.

On comprend tout l'intérêt diagnostique qui s'attache à un fait de ce genre, en se rappelant l'importance qu'attachait Duchenne (de Boulogne) à l'état fonctionnel du long supinateur pour différencier la paralysie radiale de la paralysie saturnine, nous nous proposons d'ailleurs de revenir sur cette question.

En faisant des recherches, nous avons rencontré d'autres exemples de cette paralysie partielle, mais si on s'en tient à ceux qui résultent de la compression temporaire ils sont fort rares ; nous signalons l'observation IV du mémoire de Panas.

III

Nous avons dit précédemment que la compression pouvait être plus ou moins prolongée, plus ou moins énergique ; ces conditions de durée et d'intensité ne sont assurément pas indifférentes dans leurs conséquences, elles doivent tenir sous leur dépendance la plus ou moins grande gravité de la paralysie. Ce dernier point intéresse vivement le médecin, mais on ne saurait compter sur la connaissance de ces circonstances étiologiques trop difficiles à apprécier pour établir le pronostic et il faut en chercher les éléments ailleurs. L'examen des faits montre qu'il y a des *formes légères* et des *formes graves*, et Panas en agrandissant le cadre des paralysies radiales par compression temporaire a montré qu'il ne fallait pas cependant les confondre toutes indistinctement et qu'il y avait lieu de les diviser au point de vue de leur marche ultérieure, c'est-à-dire de leur curabilité.

Les unes, bénignes, rétrocèdent facilement; après une période d'état d'assez courte durée, la motilité volontaire se rétablit progressivement et il ne reste aucune trace des troubles fonctionnels. Les autres, graves, sont rebelles à l'action du traitement, elles persistent longtemps, se compliquent de troubles trophiques et souvent loin d'aboutir à une guérison complète, elles ne se terminent que par une amélioration très relative.

L'explication de ces différences si grandes dans les effets de la compression temporaire, se trouve sans doute dans la nature de l'altération subie par le nerf; mais sur cette question nos notions sont fort vagues.

Dans les cas légers on a supposé, en raison du facile retour de la conductibilité volontaire dans le nerf, qu'il s'agissait de désordres de nature purement dynamiques abolissant momentanément les propriétés fonctionnelles de l'organe. Les expériences de Weir Mitchell viennent à l'appui de cette hypothèse : soumettant chez des animaux des nerfs à des pressions mesurées de façon à ce que la conductibilité se rétablit quelque temps après la suppression du traumatisme, il n'a jamais, à l'examen des nerfs, constaté autre chose que quelques traces de congestion avec un changement dans la distribution du contenu du tube nerveux comme lésion prédominante. D'où il conclut que tout se borne à un simple désordre mécanique du contenu des tubes nerveux, désordre qui se répare et rend possible le rétablissement de la fonction. Dans une observation de Panas et Raynaud, rapportée dans la thèse de Desplats, on put faire l'autopsie d'un sujet mort peu de temps après avoir présenté une paralysie radiale par décubitus; l'examen histologique du nerf radial, faite au Collège de France, ne révéla aucune lésion. L'histologie ne nous éclaire donc nullement sur la nature des désordres qui produisent la paralysie. Sur ce point il faut rester dans les conjectures, et pour montrer combien la question est obscure, notons que dans la paralysie radiale légère les accidents ont un développement quelquefois tardif et progressif qu'on expliquerait difficilement par un trouble purement mécanique qui doit être simultané avec l'action traumatique; cette particularité a fait penser au professeur Panas que la compression agissait sur le tissu du nerf en y suscitant une lésion de nutrition. C'est en somme peut-être un phénomène de cette nature qui constitue la modification qui, d'après Vulpian, se ferait au niveau des terminaisons intra-musculaires des fibre nerveuses et par laquelle il explique, comme nous l'avons vu, les degrés légers de la paralysie par compression.

Dans les formes graves de la paralysie radiale, la raison des accidents est plus tangible. Rapidement l'exploration électrique des muscles fournit cet ensemble de caractères qu'on connaît sous le nom de réaction de dégénérescence, c'est-à-dire que les muscles ne répondent plus ou répondent imparfaitement aux excitations faradiques et continuent à se contracter sous l'influence des courants galvaniques; or on sait que ce sont là des indices d'une altération profonde des nerfs moteurs. L'atrophie musculaire qui dans ces cas ne tarde pas à se développer est la conséquence de la lésion nerveuse.

Ce sont précisément ces caractères observés dans certaines paralysies par compression et dans les paralysies traumatiques en général qui ont servi à soutenir la théorie de la paralysie radiale *a frigore* jusqu'à ce qu'il ait été démontré qu'ils n'étaient pas constants dans les cas de compression nerveuse.

Cette inconstance même des modifications de la contractilité électro-musculaire nous fournit en clinique un élément de pronostic que nous ne pouvons saisir ni dans les circonstances étiologiques, ni dans la symptomatologie de l'affection.

L'état de la sensibilité cutanée ne nous apprend rien à ce sujet ; elle est souvent conservée, généralement, d'après Panas, elle est plus ou moins émoussée, et dans l'analyse des observations nous n'avons pas remarqué qu'il y eût quelque relation entre sa diminution et la gravité de la paralysie. Selon Panas il y a plus d'importance à attacher à la lenteur d'apparition des troubles fonctionnels et pour cet auteur la paralysie qui tarde à se montrer ou à se compléter comporte un pronostic plus favorable que celle qui apparaît brusquement, toutes choses étant égales d'ailleurs du côté de la contractilité électrique des muscles.

Quand Duchenne (de Boulogne) avait avancé que toute paralysie traumatique était caractérisée par la perte de la contractilité électro-musculaire, il était, comme nous l'avons dit, tombé dans l'exagération. Il y a exception pour certaines paralysies radiales par compression temporaire; mais à part cette réserve, les lois d'électro-pronostic qu'il a formulées restent vraies :

« I. Le pronostic des paralysies consécutives aux lésions traumatiques des nerfs ne saurait être établi exactement sans l'exploration électro-musculaire.

II. La gravité d'une paralysie consécutive à la lésion d'un nerf mixte est en raison directe de l'affaiblissement de la contractilité et de la sensibilité électrique des muscles auxquels ce nerf conduit l'excitant nerveux.

III. L'intégrité de la contractilité électrique des muscles paralysés consécutivement à une lésion traumatique des nerfs mixtes est un signe favorable. »

Nous avons cherché dans une analyse comparative des observations la confirmation de ces lois pour la paralysie radiale par compression aiguë. Beaucoup malheureusement sont incomplètes à cet égard et on ne peut y relever des indications à la fois sur l'état électro-musculaire et sur la durée de la paralysie qu'il serait intéressant de rapprocher. Cepen dant si on se reporte aux observations III, VII, VIII, XVI du mémoire de Panas, on remarquera que la contractilité électro-musculaire était intacte et que la guérison s'est complètement établie après un petit nombre de séances d'électrisation. D'autres observations que nous avons relevées dans la thèse de Laferon (obs. IX), de Landry (obs. X), de Desplats (obs. p. 71), de Vicente (p. 32), démontrent également la facile guérison de la paralysie, quand la contractilité électro-musculaire n'est pas atteinte. La durée dans ces cas peut varier de une à sept ou huit semaines au plus, mais il est important de noter qu'elle est intimement subordonnée au mode de traitement et que, malgré la conservation de l'excitabilité farado-musculaire, le rétablissement du fonctionnement volontaire peut être notablement retardé, si on n'a pas recours à la faradisation. On peut s'en convaincre par les observations XVIII et XIX, du traité d'*Electrisation localisée* de Duchenne (de Boulogne), 2e édition. C'est ce qui ressort aussi des faits de Bachon pour lesquels le traitement électrique ne fut pas employé et qui eurent généralement une marche lente.

Cette importante question de l'électro-pronostic a été bien étudiée dans un ouvrage récent de Hugues Bennett, et notre ami Durand-Fardel, interne des hôpitaux, a eu l'obligeance de nous traduire les passages qui dans ce livre se rapportent à la paralysie radiale par compression.

L'auteur en distingue une forme légère dont il fournit un cas produit par décubitus, dans lequel les réactions électro-musculaires loin d'être éteintes étaient exagérées, et une forme grave. Comme exemple de cette dernière, il cite une observation intéressante, parce qu'elle nous montre une paralysie radiale par décubitus accompagnée de réactions de dégénérescence, nous la reproduisons intégralement :

Paralysie du nerf radial datant de dix jours. Dégénérescence complète du nerf, avec dégénérescence partielle du muscle.

« J. S., 37 ans, coutelier. Le malade déclare qu'il était « bien portant dix jours auparavant, lorsqu'il alla *se coucher* « *en état d'ivresse*. Le lendemain matin, il éprouva de l'insen- « sibilité du pouce droit et des dernières phalanges des « doigts.

« Le jour suivant, le poignet et les doigts de la main droite « étaient inertes. Cet état empira durant les quelques jours « qui suivirent, et de plus un léger mouvement choréique se « manifesta dans le bras.

« Actuellement, le malade est bien portant quant au reste ; « les mouvements choréiformes du bras ont cessé.

« Il n'y a aucune raison de saturnisme.

« La main et l'avant-bras du côté droit sont seuls atteints. « Les mouvements de la main et des doigts sont très faibles, « le poignet est tombant, et le patient ne peut étendre la « main fortement fléchie. L'extension des doigts est tout à « fait impossible. La pression de la main est faible ; prona- « tion et supination normales ; aucune diminution notable « des muscles. Sensibilité conservée.

« *Réactions électriques*. — Les deux courants appliqués sur « le tronc du radial ne déterminent aucun mouvement dans

« les extenseurs du poignet et des doigts. Le courant fara- « dique, même fort, appliqué directement sur les muscles, ne « produit aucune contraction.

« Le courant galvanique appliqué sur les muscles affectés « y détermine des contractions à peu près égales à celles « du côté sain, mais plus lentes et d'un caractère plus to- « nique. La *contraction de fermeture anodale* égale la contrac- « tion de *fermeture cathodale*. Réactions normales pour les « fléchisseurs et autres muscles. »

La lecture de l'observation communiquée par Vulpian à la Société de biologie en 1873 et que nous avons résumée précédemment, est encore instructive ; la contractilité faradique n'était pas tout à fait intacte, et malgré un traitement rationnel, il n'y avait au bout de deux mois qu'une amélioration légère. Le cas de paralysie par béquilles rapporté par cet auteur dans son dernier mémoire à l'Académie est encore plus frappant, car, comme il le fait remarquer, on trouve réunis chez le malade les deux degrés de la paralysie par compression avec les caractères électriques répondant à chacun d'eux et l'inégale tendance à la guérison.

En résumé, donc c'est dans l'état de la contractilité électromusculaire que nous devons chercher une base d'appréciation pour établir le pronostic d'une paralysie radiale par compression temporaire; quel qu'ait été le siège et l'agent de cette compression, qu'elle résulte du décubitus ou qu'elle soit produite par l'usage des béquilles, l'observation nous montre que la paralysie peut être légère ou grave dans l'un comme dans l'autre cas, et nous n'avons pas de moyen plus sûr de nous renseigner sur les chances de curabilité.

IV

Pour compléter ce travail, nous devons parler de certaines difficultés de diagnostic qui se trouvent soulevées par l'étude que nous venons de faire des variétés topographiques et des formes cliniques de l'affection.

Duchenne (de Boulogne), pour différencier la paralysie saturnine limitée à l'avant-bras et la paralysie *a frigore*, faciles à confondre à cause de la similitude des signes extérieurs et des troubles fonctionnels, s'appuyait sur *l'affaiblissement ou l'abolition de la contractilité électro-musculaire* et sur *l'intégrité du long supinateur* dans la paralysie saturnine.

Le premier de ces signes diagnostiques perd de sa valeur maintenant que nous admettons que la paralysie *a frigore* est une paralysie par compression et que la conservation de la contractilité électro-musculaire peut y manquer, comme dans le cas de Hugues Bennett.

L'intégrité du long supinateur n'est pas davantage un caractère infaillible et notre observation personnelle, ainsi que celle de Panas viennent en témoigner. Nous pouvons aussi citer l'observation XXX de Chapoy, très analogue à la nôtre.

Ces derniers faits sont à vrai dire des exceptions, mais si nous les rapprochons de certains cas de paralysie saturnine, dans lesquels le long supinateur n'était pas respecté, on comprendra qu'il faut accorder à l'état fonctionnel de ce muscle une signification moins absolue. Nous avons pu réunir plusieurs cas de paralysie saturnine des muscles longs supinateurs. Dans un travail de Remak, 1866, l'auteur cite uneobservation dans laquelle la paralysie avait atteint les muscles supinateurs.

Dans une thèse de Piedra Ricardo, soutenue en 1875, on trouve l'observation suivante que nous résumons.

OBSERVATION III

PARALYSIE SATURNINE INTÉRESSANT LE MUSCLE LONG SUPINATEUR

Lef, 36 ans, cuisinier, entre le 27 septembre 1875, à la Charité, dans le service de M. G. Sée, suppléé alors par M. Duguet (salle Saint-Charles, n° 10). Cet homme vient pour se faire traiter d'une paralysie saturnine datant de quelques mois.

Cet homme a eu en 1859 une attaque de fièvre intermittente. En 1874, se trouvant sans ouvrage, il entre dans une fabrique de blanc de céruse, à Clichy. Il y reste quarante jours, est pris de coliques, entre à l'hôpital Lariboisière (juin 1874), il y reste vingt-neuf jours et sort guéri.

Il rentre à la fabrique de céruse, mais au mois de décembre il est repris de coliques et doit revenir à l'hôpital, il y reste une quinzaine de jours.

Enfin, au mois d'avril 1875, il rentre dans sa fabrique, mais après six jours de travail il est pris de coliques plus intenses que jamais. Il entre à la Charité dans le service de M. Woillez ; quinze jours après il était guéri de ses coliques, quand il fut pris d'accidents nerveux sur la nature desquels il ne s'explique pas bien. Il sait seulement qu'au bout d'un mois environ, il revient à lui, mais qu'alors on était obligé de le faire manger, car ses bras et surtout le bras droit étaient presque absolument inertes. Les jambes étaient faibles.

Peu de temps après, on l'envoie à Vincennes, mais au bout d'un mois de séjour il n'était pas guéri, et c'est alors qu'il entre à la Charité.

Les deux membres supérieurs sont presque complètement paralysés, surtout le droit.

A droite, flexion forcée du poignet et des doigts, sans extension volontaire possible. Lorsqu'on maintient la première phalange relevée, le malade arrive à étendre les deux dernières phalanges, ce qui nous indique que les muscles interosseux sont intacts. Atrophie des muscles de la région postérieure de l'avant-bras, du *long supinateur* et des radiaux.

La faradisation localisée donne les résultats suivants :

Les muscles de la région postérieure de l'avant-bras ne répondent pas à l'excitation électrique ; le long supinateur, dont l'atrophie nous avait frappé, ne donne que de très faibles contractions, et encore faut-il employer pour cela un courant très énergique.

Du côté gauche, où la paralysie est moins prononcée, le long supinateur est indemne, etc. »

Enfin, dans une communication faite à la Société clinique de Paris, en 1882, le Dr Gaucher a rapporté deux cas de paralysie saturnine des muscles extenseurs avec paralysie du long supinateur. Voici ces deux observations :

OBSERVATION I

PARALYSIE SATURNINE BILATÉRALE DES MUSCLES EXTENSEURS DE L'AVANT-BRAS. — PARALYSIE COMPLÈTE DES LONGS SUPINATEURS

B... Abel, âgé de 21 ans, fondeur en caractères, entre à l'hôpital Cochin, salle Saint-Philippe, service de M. le Dr Bucquoy, le 13 octobre 1881.

Cet individu exerce la profession de fondeur en caractères depuis huit ans. Il a été atteint cinq fois de coliques de plomb, la dernière fois, il y a quatre mois.

La paralysie remonte à trois semaines environ ; elle atteint les extenseurs du poignet et de la main, et le long supinateur de chaque côté. Il n'y a pas d'autre paralysie motrice dans aucun groupe de muscles, pas de paralysie sensitive ou sensorielle, pas de troubles encéphalopathiques. J'ajoute que le malade présente tous les attributs d'une intoxication saturnine invétérée : le liseré gingival, la teinte sub-ictérique des conjonctives, le teint bistré, l'aspect cachectique. Il n'a pas éprouvé l'impression du froid, il n'a été soumis à aucun symptôme de paralysie d'origine cérébrale ou médullaire. En un mot, l'intoxication plombique est la seule cause à laquelle on puisse légitimement rapporter la paralysie des extenseurs et des longs supinateurs.

Ce malade est traité par les bains sulfureux, le sirop d'iodure de fer et l'électrisation. L'amélioration est lente à se produire, mais il est à noter que c'est dans les muscles longs supinateurs que la contractilité électrique et la contractilité spontanée reviennent en premier lieu. Quand j'ai quitté le service le 31 décembre, les longs supinateurs avaient récupéré leur énergie et leurs mouvements normaux, tandis que la paralysie des extenseurs était encore incomplètement guérie.

OBSERVATION II

PARALYSIE SATURNINE DES EXTENSEURS. PARÉSIE DES LONGS SUPINATEURS

« M... Jules Albert, 30 ans, peintre en bâtiment, entréà l'hôpital Cochin, salle Saint-Philippe, n° 9. Service de M. Bucquoy, le 7 décembre 1881. Cet homme entre à l'hôpital pour des coliques de plomb ; c'est la septième attaque depuis six ans. Les avant-bras sont paralysés depuis huit mois. La paralysie des extenseurs et complète ; les longs supinateurs ne sont pas absolument paralysés mais seulement parésiés ; cependant leur énergie est presque nulle et leur contractilité très faible.

Les fléchisseurs sont indemnes. Les muscles paralysés et même ceux du bras et de l'épaule, qui ont conservé leurs mouvements, notamment le deltoïde, ont subi un commencement d'atrophie.

Le malade ne présente pas d'autre paralysie du mouvement. Il n'y a ni tremblement, ni anesthésie, ni troubles sensoriels, ni céphalalgie, ni délire, etc.

Comme dans le cas précédent on ne peut invoquer aucune autre cause de paralysie que le saturnisme. »

Ce qui ressort clairement de ces faits, c'est que entre la

paralysie saturnine limitée à l'avant-bras et certaines paralysies radiales liées à une compression temporaire du nerf, on ne saurait éviter la confusion si on s'en tient strictement aux signes indiqués par Duchenne (de Boulogne). Si dans la majorité des cas ils constituent des caractères suffisants, il faut être prévenu que dans d'autres cas, ils prêtent à l'erreur.

CONCLUSIONS

1° La paralysie radiale dite idiopathique ou *a frigore* rentre dans le groupe des *paralysies du nerf radial* par *compression temporaire.*

2° Ces paralysies présentent des variétés topographiques en rapport avec le point d'application de la compression, elles peuvent être totales ou partielles, la paralysie *a frigore* est de ces dernières.

3° Sous le rapport de la curabilité, elles revêtent la forme grave ou la forme légère, possibles à distinguer dès le début par l'état de la contractilité électro-musculaire.

4° Ni l'exploration électrique des muscles, ni l'état fonctionnel du long supinateur ne sont des signes diagnostiques absolus, pour distinguer la paralysie saturnine de certaines paralysies radiales.

INDICATIONS BIBLIOGRAPHIQUES

Bachon, *France médicale*. 1864.

Chapoy, *Thèse doctorat*, 1874.

Desplats, *Thèse agrégation*, 1873.

Duchenne (de Boulogne), *De l'Electrisation localisée*, 3e édit.

Hugues Bennett, *Traité pratique d'électro-diagnostic dans les maladies du système nerveux*, Londres, 1862.

Laferon, *Thèse doctorat*, 1868.

Landry, *Thèse doctorat*, 1876.

Panas, *Mémoire in Archives de médecine*, 1873. *Bulletin de l'Académie de médecine*, mai 1882.

Piedra Ricardo, *Thèse doctorat*, 1875.

Remak, *Analyse de la Revue des sciences médicales*.

Vicente, *Thèse doctorat*. 1876.

Vulpian, *Bulletin de la Société de Biologie*, 1873. *Bulletin de l'Académie de médecine*, 1882.

Weir Mitchell, *Des lésions des nerfs*, 1874.

Paris. — Imprimerie MOQUET, rue des Fossés-St-Jacques.

www.ingramcontent.com/pod-product-compliance
Lightning Source LLC
LaVergne TN
LVHW050453160826
845677LV00003B/770

* 9 7 8 2 3 2 9 6 7 4 4 7 6 *